DIETA PALEO

Plano De Refeições Com Dieta Paleo De 7 Dias Para Iniciantes

(Receitas Definitivas Para Perda De Peso)

Thad Ruiz

Traduzido por Daniel Heath

Thad Ruiz

Dieta Paleo: Plano De Refeições Com Dieta Paleo De 7 Dias Para Iniciantes (Receitas Definitivas Para Perda De Peso)

ISBN 978-1-989837-85-6

Termos e Condições

De modo nenhum é permitido reproduzir, duplicar ou até mesmo transmitir qualquer parte deste documento em meios eletrônicos ou impressos. A gravação desta publicação é estritamente proibida e qualquer armazenamento deste documento não é permitido, a menos que haja permissão por escrito do editor. Todos os direitos são reservados.
As informações fornecidas neste documento são declaradas verdadeiras e consistentes, na medida em que qualquer responsabilidade, em termos de desatenção ou de outra forma, por qualquer uso ou abuso de quaisquer políticas, processos ou instruções contidas, é de responsabilidade exclusiva e pessoal do leitor destinatário. Sob nenhuma circunstância qualquer, responsabilidade legal ou culpa será imposta ao editor por qualquer reparação, dano ou perda monetária devida às informações aqui contidas, direta ou indiretamente. Os respectivos autores são proprietários de

todos os direitos autorais não detidos pelo editor.

Aviso Legal:

Este livro é protegido por direitos autorais. Ele é designado exclusivamente para uso pessoal. Você não pode alterar, distribuir, vender, usar, citar ou parafrasear qualquer parte ou o conteúdo deste ebook sem o consentimento do autor ou proprietário dos direitos autorais. Ações legais poderão ser tomadas caso isso seja violado.

Termos de Responsabilidade:

Observe também que as informações contidas neste documento são apenas para fins educacionais e de entretenimento. Todo esforço foi feito para fornecer informações completas precisas, atualizadas e confiáveis. Nenhuma garantia de qualquer tipo é expressa ou mesmo implícita. Os leitores reconhecem que o autor não está envolvido na prestação de aconselhamento jurídico, financeiro, médico ou profissional.

Ao ler este documento, o leitor concorda que sob nenhuma circunstância somos responsáveis por quaisquer perdas, diretas ou indiretas, que venham a ocorrer como resultado do uso de informações contidas neste documento, incluindo, mas não limitado a, erros, omissões, ou imprecisões.

Índice

Parte 1 1

Capítulo 1: Dieta Paleo – O Guia Final Da Dieta Paleo: O Que Está Nele Para Você? 2

Capítulo 2: Introdução – O Que É E Como Comer Na Dieta Paleo 4

Capítulo 3: Os Muitos Benefícios Da Dieta Paleo Que Você Pode Conseguir 8

Capítulo 4: Lista De Alimentos Da Dieta Paleo – O Que Comer E O Que Não Comer 12

Capítulo 5: Perguntas Frequentes Da Dieta Paleo 34

Capítulo 6: Trinta Deliciosas Receitas Da Dieta Paleo 44

   1. Ovos Mexidos Com Cogumelos 44
   2. Omelete De Bacon E Cogumelos 45
   3. Sanduíche De Bacon EAbacate 46
   4. Panquecas Paleo 46
   5. Bagel De Carne 48
   6. Cinnamon Rolls(Bolinhos De Canela) 49
   7. Wraps De Atum E Abacate 51
   8. Sopa De Couve-Flor Paleo 52
   9. Salmão Assado Com Limão E Endro 54
   10. Sanduíches De Almôndegas 56
   11. Thai Curry 58
   12. Burritos Paleo 59
   13. Couve De Bruxelas Assadas 62
   14. Paleo Nachos 63
   15. Lombo E Brócolis Fritos 65
   16. Frango Com Vinagre Balsâmico E Tomates Assados 67
   17. Shake Antioxidante De Frutas Vermelhas Silvestres 68
   18. Couve Flor Com Alho 69

19. MOLHO DE TOMATE 70
20. WRAPS DE FRANGO PICANTES 70
21. SMOOTHIE DE ABÓBORA 72
22. BETERRABA E COUVE ASSADAS 72
23. CHIPS DE COUVE FÁCEIS E RÁPIDOS 73
24. SMOOTHIE VERDE 73
25. FRANGO COM ERVAS 74
26. CHILI DE FRANGO 75
27. FRANGO ASSADO 76
28. CARNE COZIDA 77
29. REPOLHO E MAÇÃS 78
30. CARNE DE BOI COM COUVE 79

Capítulo 7: Evitando Armadilhas – Mantendo Sua Dieta Paleo No Caminho Certo 81

Parte 2 84

SANDUÍCHE DE ABACATE E COGUMELO PORTOBELLO 85
PANQUECAS COM FARINHA DE COCO 86
PANQUECAS DE BANANA COM MANTEIGA DE AMÊNDOAS 88
OVOS MEXIDOS ITALIANOS 89

Capítulo 2: Receitas De Refeições Paleo 91

Costelas De Porco Cajun Com Coco 91

CAÇAROLA DE FRANGO E BRÓCOLIS 94
PIZZA DE ABOBRINHA COM LINGUIÇA DE FRANGO 96
SALADA MEXICANA PICANTE DE FRANGO 98
TORTA IRLANDESA 101
COSTELETAS DE CORDEIRO GRELHADAS E ALCACHOFRAS 105
SALADA DE SALMÃO COM BACON E COUVE 109

Capítulo 3: Receitas De Sobremesas Paleo 111

PUDIM DE CHOCOLATE 111
PUDIM DE FRUTAS 112
SALADA DE FRUTAS CÍTRICAS COM ROMÃ 114
PUDIM DE CHIA COM CEREJA 116
BOLINHAS DE CHOCOLATE E AVELÃ 117

Cheesecake De Limão E Abacate 119
Considerações Finais 121

Parte 1

Capítulo 1: Dieta Paleo – o Guia Final da Dieta Paleo: o que está nele para você?

Espero que esse guia ajude você a comer melhor e viver uma vida saudável. Se você é novo na Dieta Paleo, então você encontrará muitas informações fantásticas aqui que explicarão o básico dos alimentos Paleo e porquê a Dieta Paleo é boa para sua saúde.

Enquanto prosseguimos com os capítulos, você também encontrará respostas para a maioria das perguntas frequentes, especialmente alimentos que são permitidos e aqueles que não são.

Mesmo que você não tenha nenhum conhecimento sobre a Dieta Paleo, não se preocupe. Tudo o que você precisa fazer é ler o guia inteiro. Nós falaremos sobre o que é a dieta em poucas palavras e gradualmente vamos em direção à ciência por trás da Dieta Paleo e sua história.

Lembre-se que a Dieta Paleo não é necessariamente sobre perder peso ou algum tipo de mudança na alimentação provisória. Esperamos que esta transformação seja para o resto de sua vida. A Dieta Paleo sem dúvida é uma ótima maneira de comer se você deseja perder peso. Entretanto, você pode mudar para a Dieta Paleo se você deseja manter um estilo de vida saudável e tirar alimentos processados de sua vida.

Este guia é dividido em três principais sessões. A primeira parte irá te ajudar a descobrir o que a Dieta Paleo é, assim como seus benefícios em relação a saúde. A segunda parte fala sobre como você pode manter sua alimentação correta de acordo com a Dieta Paleo e inclui opções de alimentos e dicas de compras. A última parte inclui deliciosas receitas da Dieta Paleo, fáceis de fazer e o mais importante, cheias de nutrientes.

Então o que você está esperando? Continue lendo para aprender mais sobre o plano de dieta que chamamos de Paleo e como ele é benéfico para sua saúde.

Capítulo 2: Introdução – O que é e como comer na Dieta Paleo

Ok, então o que é a Dieta Paleo? Dieta Paleolítica ou simplesmente Dieta Paleo é agora uma das pesquisas da moda no Google. Esse plano de dieta é mencionado algumas vezes como a dieta da comida de verdade, dieta da idade da pedra ou como dieta dos homens da caverna. Curiosamente, esta dieta é exatamente a que nossos antepassados seguiam.

É claro que naquela época você não tinha registros dietéticos, controles de porção ou contador de calorias, mas nossos antepassados sabiam precisamente o que precisava ser ingerido para se manterem em forma e saudáveis.

A base da Dieta Paleo é proteína de alta qualidade. Você possivelmente precisa comer carne magra em toda refeição e adicionar quantos vegetais e frutas, permitidas na Dieta Paleo, você quiser.

Os princípios nutricionais da Dieta Paleo parecem intimidadores, mas eles são, na verdade, bem fáceis. Os planos de refeições e receitas são fáceis de seguir e uma vez que você muda para a Dieta Paleo, você pode manter seu peso corporal em controle e reduzir o risco de desenvolver condições médicas sérias como o câncer.

A Dieta Paleo vai funcionar para mim?
Você sabe que a Dieta Paleo funciona nos mesmos princípios alimentares que nossos ancestrais seguiam, por exemplo comer mais frutas, carnes, castanhas e vegetais. Quando você decidir seguir essas diretrizes nutricionais da Idade da Pedra, você diminuirá a carga glicêmica no seu sistema fisiológico o que é uma das melhores coisas a se fazer.
Não é surpresa que a Dieta Paleo tem uma influência positiva na sua saúde e bem-estar. Esta dieta tem uma proporção saudável de ácidos graxos essenciais, vitaminas, nutrientes, bem como proteínas e carboidratos.

O que tem no Menu?
A Dieta Paleo é sobre comer "comida de verdade" direto da Terra assim como

nossos ancestrais faziam. Sempre que possível coma uma variedadede produtos orgânicos e carne magra vinda de animais alimentados com grama para evitar a exposição a antibióticos, pesticidas e outros produtos químicos nocivos.

Aderir a Dieta Paleo também significa que você precisa desistir de tudo o que venha numa caixa, pote ou mesmo sacola plástica. Isso mesmo. Todos os tipos de comida processada que não eram consumidas no passado estão fora da lista. Mais detalhes sobre alimentos permitidos na Dieta Paleo virão depois no e-book.

Como foi dito antes, a Dieta Paleo não é sob nenhuma circunstância um meio de perda de peso temporário. É para ser um estilo de vida e você definitivamente não irá desejar parar quando você se sentir melhor ou atingir seu peso ideal.

Talvez o maior benefício da Dieta Paleo seja cortar alimentos processados da sua vida. Lembre-se, eliminar adoçantes artificiais e alimentos processados da sua dieta tem vantagens enormes.

A Dieta Paleo é Difícil

A Dieta Paleo requere um pouco de planejamento e, é claro, determinação. Por exemplo, comer fora quando você está seguindo a Dieta Paleo não é tão simples como fazer um pedido de frango ou salada. Entretanto, com pouco planejamento, seu novo plano de alimentação poderá funcionar.

Capítulo 3: Os muitos benefícios da Dieta Paleo que você pode conseguir

Você pode não perceber, mas seu corpo é feito de milhões de células que dependem de um equilíbrio saudável de nutrientes para funcionar de forma ideal. A dieta Paleo forneceum equilíbrio ideal de nutrientes em quantidades saudáveis, desempenho um papel importante no crescimento e desenvolvimento normal do seu corpo.

Uma grande fatia de ácidos graxos, ômega 3, são fornecidos através do salmão capturado de forma selvagem, que é um ingrediente importante na Dieta Paleo. Salmão é uma fonte excelente de DHA que é conhecido pelos excelentes benefícios às funções cardíacas e cerebrais.

A Dieta Paleo depende fortemente da mais saudável proteína, portanto pode de ajudar a construir massa muscular. E como você pode imaginar, quanto mais músculos você tiver, maior será sua taxa de metabolismo.

Talvez o maior benefício obtido através da mudança para a Dieta Paleo é a eliminação de todos os tipos de porcarias, alimentos processados e outros ingredientes que causam a inflamação de seu corpo. A Dieta Paleo recomenda a ingestão de vegetais e frutas, além disso você pode adicionar vegetais de cores diferentes, aproveitando assim todos os nutrientes.

A Dieta Paleo é a mais próxima da Dieta da Idade da Pedra, que pode ser digerida mais facilmente pelo seu estômago. Você irá comer alimentos mais saudáveis e seu trato digestivo será capaz de tolerá-los muito bem. Afinal, seus ancestrais sobreviveram e prosperaram comendo esses tipos de alimentos. Se você está tendo problemas digestivos, recomendamos que você mude para a Dieta Paleo e veja os benefícios por você mesmo.

Quando você verificar melhor o menu da Dieta Paleo, você verá que os alimentos que fazem mal para sua saúde serão eliminados. Inúmeros estudos revelam que a inflamação causada por alimentos processados é o fator principal por trás das doenças cardiovasculares e outras condições médicas.

O que é interessante aqui é que a Dieta Paleo não vai te deixar com fome. A maioria dos ingredientes possuem um índice glicêmico baixo o que significa que você não ficará sem energia. Simplesmente removendo alimentos processados e refinados da sua dieta a quantidade de calorias ingerida será reduzida drasticamente e seu processo de perda de peso será acelerado.

Limitando a quantidade de carboidratos ruins você pode evitar a ganha de peso indesejada. Além disso, muitos dos alimentos considerados fatores principais no ganho de peso também são responsáveis pelo aumento no risco de doenças.

O consumo de uma dieta do tipo da Paleo, mesmo que por um curto período, pode melhorar a circulação sanguínea, a tolerância à glicose e a sensibilidade à insulina. O mais importante é que a Dieta Paleo facilitará muito sua vida ao evitar comidas ruins que podem prejudicar sua saúde.

Capítulo 4: Lista de alimentos da Dieta Paleo – O que comer e o que não comer

A seguir veja uma lista abrangente de alimentos da Dieta Paleo. Esta sessão foi preparada para te ajudar a conhecer os vegetais, frutas, castanhas, sementes, óleos e carnes que você pode colocar na sua lista de compras em sua próxima ida ao supermercado.

Carnes da Dieta Paleo

Você pode comer uma variedade de carnes na Dieta Paleo, desde que os animais sejam alimentados com produtos orgânicos e grama. Também recomendamos que você fique longe de carne altamente processada e variedades de carne que contém muita gordura.

Carne magra de boi, porco, frango e peixe podem ser adicionadas ao seu plano de Dieta Paleo.

Carnes permitidas incluem:

- Pássaros

- Peru
  - Peito de frango
  - Lombo de porco
  - Costeletas de porco
- Bife
- Vitela
- Bacon
- Porco
  - Carne moída
  - Carne de boi (alimentada com grama)
  - Asinha de frango
- Costela de cordeiro
- Camarão
- Lagosta
- Mexilhão
- Salmão
  - Bife de veado
- Búfalo
  - Bife de Nova York
- Bisonte
  - Bife de Bisonte
  - Bisonte seco

- Olho de lombo de Bisonte
- Lombo de Bisonte
- Costela de cordeiro
- Coelho
- Bode
- Ganso
- Canguru
  - Ovos (pato, frango ou ganso)
- Avestruz
- Faisão
- Codorna
- Vitela magra

Peixes

"Peixes" definitivamente estão na lista de alimentos permitidos, pois são ricos em ômega 3, ácidos graxos. Os seguintes peixes estão na lista da Dieta Paleo.

- **Achigã**
- **Salmão**
- **Linguado**

- **Cavalinha**
- **Sardinhas**
- **Atum**
- Cioba
- **Tubarão**
- **Peixe lua**
- **Peixe espada**
- **Tilapia**
- **Truta**
- **Walleye**

<u>Frutos do Mar</u>
Confira os diferentes frutos do mar que você pode comer na Dieta Paleo.

- **Caranguejo**
- **Lagostim**
- **Lagostim**
- **Camarão**
- **Mexilhão**
- **Lagosta**
- **vieras**
- **Ostras**

Vegetais Paleo

Quase todos os vegetais podem ser consumidos, mas você precisa ter cuidado ao comprar vegetais com alto índice de amido. Embora o amido não seja ruim para você, ele também não é ótimo.

- **Alcachofra**
- **Aspargos**
- Pimentões
- **Brócolis**
- Couve de Bruxelas
- **Repolho**
- **Cenoura**
- **Couve-flor**
- **Aipo**
- **Couve galega**
- **Pepino**
- **Dente de leão**
- **Berinjela**
- **Endívia**
- cebolinha
- **Couve**
- **Couve Rábano**
- **Alface**

- Cogumelos
- Mostarda verde
- **Cebola**
- **Salsinha**
- **Cherovia**
- **Pimenta**
- **Abóbora**
- **Rabanete**
- **Nabo**
- **Algas marinhas**
- **Espinafre**
- Acelga
- **Tomatillos**
- **Tomate**
- Folhas de nabo
- **Nabo**
- **Agrião**

Esses vegetais são muito ricos em amido, então você precisa comê-los com moderação, especialmente se você está tentando perder peso.

- Abóbora
- Polpa de abóbora
- **Inhame**

- Batata doce
- **Beterraba**

Com a exceção de batatas e milho, você dificilmente vai errar com vegetais frescos. Tenha certeza que está comendo vegetais frescos em todas as refeições, incluindo o café da manhã. Tente adicionar cebolinha, abacate e até mesmo tomates picados à sua omelete de café da manhã preparado com ovos enriquecidos com ômega 3. Lembre-se que ervilhas e feijões verdes são legumes e raramente são usados na dieta da Idade da Pedra.

Gorduras e Óleos

Curiosamente, comer gorduras saudáveis não te fará engordar... carboidratos ruins sim e na nossa dieta, infelizmente, temos muitos deles. Gorduras boas e óleo serão a fonte preferida de energia quando você aderir à Dieta Paleo. Tenha certeza que você estará dando ao seu corpo os tipos certos de nutrientes que ele precisa.

Se você precisa de boa energia, os seguintes óleos e gorduras são os melhores tipos para você aderir a sua Dieta Paleo.

- Óleo de coco
- **Azeite de oliva**
- Óleo de macadamia
- Óleo de abacate

Castanhas Permitidas na Dieta Paleo

Castanhas são sempre uma boa adição em qualquer plano de dieta. Entretanto, você tem que comer em moderação pois são ricas em gordura. Se você está tentando perder peso, limite a quantidade de castanhas, especialmente castanhas de caju. Um punhado de castanhas não deve causar grave estrago ao seu plano de dieta.

Castanhas são fontes ricas em gordura mono saturada que podem ajudar a baixar o colesterol ruim, reduzindo assim o risco de problemas cardíacos e outros problemas médicos como câncer de mama.

Como castanhas e sementes são fontes concentradas de energia (gordura), elas têm a tendência de desacelerar a perda de peso. Tenha certeza de limitar a ingestão de castanhas e sementes para menos do que 4 onças por dia se você quer perder peso. Uma vez que você atingir seu peso corporal ideal, você pode comer mais castanhas, principalmente nozes que contém uma taxa maior de ômega 6 – ômega 3, ácidos graxos do que qualquer outro tipo de variedade de castanha.

Uma coisa importante a se lembrar aqui é que amendoins não são castanhas. Sim, eles são legumes e não são permitidos de forma alguma na Dieta Paleo.

- Amêndoas
- Castanha do pára
- Castanha de caju
- Chestnuts
- Avelã
- Macadamia
- Pecans
- Pistache
- Sementes de abobora
- Gergelim
- Semente de Girassol
- Nozes

Frutas na Dieta Paleo

- **Maçã**
- **Abacate**
- **Blackberries**
- **Mamão**
- **Pêssego**
- **Ameixa**
- **Manga**
- **Lichia**
- **Blueberries**
- **Uva**
- **Limão**
- **Morango**
- **Melancia**
- Abacaxi
- **Lima**
- **Raspberries**
- **melão**
- **Tangerina**
- **Figo**
- **Laranja**
- **Bananas**

Enquanto frutas são ótimas para repor as energias, é melhor se você limitar a quantidade de frutas com alto grau de açúcar. É claro que frutas são uma fonte ideal de nutrientes, mas não é uma boa ideia comer uma dúzia de laranjas na sua próxima refeição na Dieta Paleo. Para obter melhores resultados, coma de uma a três porções de frutas por dia e foque mais nos vegetais permitidos na Dieta Paleo.

As regras básicas da Dieta Paleio para frutas e vegetais são bem simples. Se você está magro e saudável e quer manter seus hábitos alimentares, você pode comer esses alimentos saudáveis o quanto quiser. Entretanto, tenha certeza que você está comendo frutas e vegetais frescos.

Os únicos vegetais que você deve evitar completamente são milho e batata. Esses dois vegetais populares estão excluídos da lista principalmente porque são altos em índices glicêmicos que tem um impacto negativo no seu nível de açúcar no sangue. Curiosamente o milho não é um vegetal, na verdade, ele é um grão e como todos os grãos, o milho não era um componente básico na dieta de nossos antepassados.

Frutas podem ser usadas como opções de sobremesas saudáveis e as únicas que você deve evitar completamente são as frutas em lata mergulhadas em um caldo grosso de açúcar. Frutas secas, no entanto, devem ser consumidas em uma quantidade limitada devido ao seu alto valor calórico.

Se você está tentando perder peso, você deve limitar sua ingestão de frutas frescas e comer os vegetais que são permitidos na lista. Quando você atingir seu peso ideal, você pode comer quantas frutas frescas quiser.

Óleos Vegetais

Óleos vegetais, como você pode imaginar, não eram um componente da dieta de nossos ancestrais porque eles não tinham a tecnologia para produzi-los. Óleos extraídos de semente de linhaça, azeitonas, amêndoas, sementes de gergelim e nozes somente apareceram há 8,000 anos atrás.

Hoje os óleos vegetais se tornaram uma parte importante em nossos métodos de cocção. Se você precisar usar óleos para cozinhar ou adicionar sabor a molhos e marinadas, é melhor usar azeite de oliva, óleo de abacate, semente de linhaça e óleo de nozes. Estes óleos promovem a saúde e ao mesmo tempo ajudam a manter a porção ideal entre ômega 3 e ômega 6, ácidos graxos.

Em função de todos os outros óleos, exceto o azeite de oliva, serem difíceis de serem encontrados e caros, você pode preferir usar o azeite de oliva para cozinhar, como molho em saladas e para preparar marinadas. Você deve sempre escolher azeite de oliva extra virgem porque contém a mais alta concentração de compostos polifônicos benéficos a saúde.

Se você quer legumes salteados, certifique-se de jogá-los na panela quando o azeite de oliva estiver quente e use só um pouco de azeite. Aqui temos dois pontos importantes em se tratando de saltear alimentos. Primeiro, o azeite de oliva (ou qualquer outro óleo que você usa) deve estar bem quente antes de adicionar os legumes e segundo, a panela não deve estar muito cheia. Se você jogar uma quantidade grande de legumes na panela de uma só vez, eles vão ferver ao invés de refogar.

O Que Você Não Deve Comer

Nós, obviamente, não vivemos mais na Idade da Pedra e algumas vezes, é impossível comer somente os alimentos que estavam disponíveis aos nossos ancestrais. Alguns alimentos modernos podem impactar pouco ou até mesmo nem ter impacto algum na sua saúde. Entretanto, este tópico é discutível.

Foi dito que você deve dizer adeus a alguns de seus alimentos favoritos, mas é assim que a Dieta Paleo funciona. Aqui temos uma lista de itens que são estritamente proibidos na Dieta Paleo.

Laticínios

- Queijo

- Queijo Cottage
- Creme de leite light
- Leite Desnatado
- Leite Integral (algumas vezes)
- Cream cheese
- Leite em pó
- Iogurte
- Pudim
  - Sorvete de Iogurte
  - Leite Congelado
  - Leite Desnatado
  - Sorvete

Suco de Frutas

Sucos de frutas contém grande quantidade de açúcar (frutose) e irá arruinar sua Dieta Paleo. Fique longe dos seguintes sucos.
- Suco de maçã
- Suco de Laranja
- Suco de Uva
- Suco de Morango
- Suco de Manga

Grãos

Você precisa ficar longe dos grãos. Sim, Dieta Paleo significa que você tem que evitar tudo que contém grãos e isso inclui:

- **Cereais**
- **Pão**
- Bolinhos
- **Torradas**
- **sanduiches**
- Biscoitos integrais
- **Bolacha Creamcracker**
- **Aveia**
- Mingau de trigo
- **Milho**
- Xarope de milho
- Xarope de milho com alto teor de frutose
- **Trigo**
- **Panquecas**
- Hash browns (panquecas fritas de batatas)
- Cerveja (e o mundo lamentou)
- **Massas**
- **Fettuccini**

- **Lasanha**

Lembre-se que cereais, grãos e alimentos feitos com grãos não são permitidos na Dieta Paleo. Isto significa que você precisa evitar:
- cevada (sopa, pão, e todos os alimentos processados que contém cevada)
- Milho (espiga de milho, tortilhas, chips, amido de milho, xarope de milho)
- Painço
- Aveia (todos os tipos de aveia e alimentos processados que contém aveia)
- Arroz (integral, branco, ramen, macarrão de arroz, arroz basmati, bolo de arroz, farinha de arroz e todos os alimentos processados feitos com arroz)
- Centeio (pão, bolachas e todos os tipos de comida processada feitas com centeio)
- Sorgo
- Trigo (pão, pãezinhos, muffins, macarrão, bolachas, biscoitos, bolos,

donuts, panquecas, waffles, macarrão, espaguete, lasanha, tortilhas de trigo, pizza, pão sírio, pão achatado e todos os alimentos processados feitos com trigo ou farinha de trigo)
- Arroz selvagem

<u>Legumes</u>
Isto pode ser um choque para a maioria de vocês, mas leguminosas também não são permitidas na Dieta Paleo. Você pode ter ouvido que leguminosas são boas para sua saúde, mas, infelizmente, elas não estão no menu da Dieta Paleo.

Leguminosas que você deve evitar:
- Todos os tipos de feijão
- Feijão preto
- Favas
- Grão de bico
- fava
- Feijão roxo
- Feijão verde
- Feijão azuki
- Feijão branco
- Feijão carioca
- **Feijão vermelho**
- Vagem

- **Ervilha**
- Feijão frade
- **Grão de bico**
- **Ervilha torta**
- **Amendoim**
- Manteiga de amendoim
- **Lentilha**
- **Mesquite (não tem no Brasil)**
- **Soja**
- Todos os produtos derivados de soja ou que contém soja
- **Tofu**
- Advertência – Feijões verdes e ervilhas frescas podem ser consumidos com moderação na Dieta Paleo. Comparados a outras leguminosas, seu teor de ácido fitico é muito menor e esses legumes oferecem vitaminas e minerais benéficos.

Adoçantes Artificiais

Aqui temos mais más notícias. Adoçantes artificiais não são amigos da Dieta Paleo, o que significa que você não pode usá-los para adoçar suas refeições na Dieta Paleo. Se você quiser adicionar um sabor doce

aos seus alimentos Paleo use mel ou xarope de bordo.
- Acesulfame-K
- **Aspartame**
- **Ciclamato**
- **Eritritol**
- **Glicerol**
- **Glicerina**
- **Glicirrizzina**
- **Alcaçuz**
- Xarope de glicose com alto teor de malto hidrogenado
- Açúcar de álcool
- **Sacarina**
- **Sorbitol**
- **Sucralose**
- **Splenda**
- **Xilitol**
- Qualquer coisa que diga "artificial"

Molhos comerciais, molhos para salada, condimentos e alimentos com sal

Quase todos os molhos de salada e condimentos devem ser excluídos da sua lista de compras da Dieta Paleo. Além disso, você precisa evitar:

- Bacon
- Queijos
  - frios (presunto e outros tipos)
- Salsichas
- Presunto
- Salame
  - Cachorro quente
- Ketchup
  - Picles
  - Torresmo
  - Castanhas salgadas
  - temperos salgados
  - praticamente todo o tipo de carne e peixe em lata
- Linguiça
  - Carnes processadas
  - Peixes e carnes defumados, secos e salgados

Cortes Gordurosos de Carne

Todos os tipos de corte de carnes frescas e gordurosas devem ser evitados, incluindo:
- Costeletas de porco
- Porco assado

- Costela de porco
- Bacon
- Linguiça de porco
- Costela de boi
- Perna de Cordeiro
- Cordeiro assado
- Costela de cordeiro
- Coxa de frango e peru
- Coxa, sobrecoxa e asinhas de frango e peru
- Carne de boi assada
- Bisteca
- Cortes gordos de boi
- Carne moída gorda

<u>Álcool</u>

Álcool infelizmente não faz parte da Dieta Paleo. Sim, você precisa ficar longe de:

- **Cerveja**
- **Whisky**
- **Rum**
- **Vodca**
- **Tequila**
- Álcool e misturas

Capítulo 5: Perguntas Frequentes da Dieta Paleo

Essa sessão foi preparada para te ajudar a entender o que você pode e não pode fazer enquanto estiver experimentando a Dieta Paleo. Estas orientações não somente irão dar um pontapé inicial na sua jornada na Dieta Paleo, mas também irão assegurar que a comida que você vai comer é a melhor para seu corpo.

Orientações da Dieta Paleo para o pontapé incial na sua transformação de estilo de vida

A Dieta Paleo, como foi mencionado antes, é um dos melhores inventimentos que você pode fazer para sua saúde e bem estar a longo prazo. Antes de seguir em frente e começar a comprar para suas refeições da Dieta Paleo, você precisa lembra-se de que:

1. A Dieta Paleo é rica em gorduras saudáveis, moderada em proteína animal e moderadamente baixa em carboidratos.

2. Contagem de calorias e controle de porções não são encorajados na Dieta Paleo. Você tem que decidir o que é bom para seu próprio corpo.
3. No que diz respeito a gorduras saudáveis, você deve comer quantidades generosas de óleo de coco que contém uma alta concentração de triglicerídeos da cadeia média. Carne magra de boi e cordeiro é sempre a melhor escolha de carnes. Você pode usar azeite de oliva, óleo de abacate ou macadamia como molhos para saladas ou para regar alimentos, mas tenha certeza de usar em pequenas quantidades.
4. Você pode comer uma boa quantidade de proteína animal, incluindo carne vermelha, aves, ovos e peixe pescado de forma selvagem. Entretanto, você precisa evitar cortes gordos de carne e variedades de carne processadas.
5. Coma generosas porções de legumes frescos, mas evite os ricos em amido como inhame e batata doce.

6. Seu plano de Dieta Paleo deve incluir quantidades baixas a moderadas de frutas e castanhas. É melhor comer frutas que são baixas em quantidade de açúcar e altas em quantidade de antioxidantes e outros nutrientes saudáveis. Frutos silvestres são uma excelente escolha, assim como as nozes. Aqui vai um lembrete – você pode considerar tirar completamente frutas e castanhas se você estiver com problemas digestivos ou estiver tentando perder peso rápido.
7. É recomendado que você escolha carnes de procedência local e alimentadas com produtos orgânicos e grama. Escolha também cortes magros de carne e suplemente sua ingestão de gordura saudável com óleo de coco. Em se tratando de frutas e legumes frescos, sempre escolha variedades locais e da estação.
8. Todos os grãos cereais, leguminosas, adoçantes artificiais e alimentos processados devem ser excluídos da sua lista de compras.

9. Como regra geral, se a comida vem em uma caixa ou lata não coma. Você também precisa eliminar todos os tipos de álcool, bebidas doces, sucos de frutas e doces.
10. Laticínios não são permitidos na Dieta Paleo, se você não consegue viver sem estes, considere laticínios gordurosos e fermentados diariamente.
11. Coma quando você tiver fome e faça o que for mais natural para você. Também não se estresse se você pular uma refeição. Apesar de tudo, você não precisa comer três grandes refeições por dia.
12. Elimine todos os tipos de estresses exteriores na sua vida. Tente dormir pelo menos 8 horas por noite.
13. Se você estiver tentando perder peso com a Dieta Paleo, combine sua dieta com exercícios físicos. Você deve manter sua sessão de atividades físicas curtas e intensas e exercite-se de 3 a 4 vezes por semana. Outra coisa importante que você deve-se lembrar é que sessões curtas e intensas são

sempre melhores do que uma sessão muito longa de atividades aeróbicas. Se você se sentir cansado, não se esqueça de tirar uma folga.
14. Por último, você precisa lembra-se que a Dieta Paleo é um estilo de vida saudável e tem tudo o que você precisa para redefinir seu sistema fisiológico, manter seu peso saudável e o mais importante, sentir-se bem.

Perguntas Frequentes da Dieta Paleo

1. Como a Dieta Paleo é diferente das outras dietas?

A Dieta Paleo ao contrário das outras dietas da moda é perfeitamente sustentável por longos períodos de tempo. O que é melhor é que ela promove a saúde e bem-estar. A maioria das dietas comerciais disponíveis focam somente em ganhos temporários como perda de peso ou gestão de doenças. Quando você adere à Dieta Paleo você pode manter um equilíbrio hormonal e a homeostase, o que é ideal para a boa saúde e melhora da performance atlética.

2. Quais são os benefícios de seguir a Dieta Paleo?

A maioria das pessoas que seguem a Dieta Paleo experimentam mais energia, menos estresse, melhor sono, pele mais bonita, ossos mais saudáveis, melhor digestão, envelhecimento mais lento, sistema imunológico mais forte e também melhor gestão de condições médicas como diabetes tipo II, úlceras, azia e outras doenças cardíacas.

3. Eu posso seguir minha dieta normal quando atingir meu peso corporal ideal?

Bem, você é livre para voltar à sua dieta normal, mas não é recomendado. Como foi dito antes, a Dieta Paleo não é uma correção temporária ou um método de perda de peso. É uma transformação de estilo de vida saudável e você precisa dar tempo suficiente para que você continue vendo todos os benefícios e se sinta muito melhor.

Como eu Perco Peso com a Dieta Paleo?

Uma das maiores razões para a eficácia da Dieta Paleo na perda de peso é que você reduz a ingestão de calorias sem um esforço consciente. Isso mesmo. Estudos comprovam que comer alimentos mais simples ajuda a manter a contagem de calorias e você irá se livrar dos quilosfacilmente sem muito esforço.

Então a questão é – como manter a Dieta Paleo simples? Bem, se você se ater ao básico da Dieta Paleo e comer proteína saudável como carne magra, muitos legumes e frutas sem muito amido, seu plano de perda de peso se manterá nos trilhos.

Algumas vezes é fácil exagerar nas receitas deliciosas da Dieta Paleo – apesar de tudo, elas são difíceis de resistir. Se você estiver tentando perder peso, recomendamos que você coma somente pratos básicos – os que não requerem ingredientes complexos ou sabores adicionais. Você pode salvar as deliciosas receitas para ocasiões especiais ou para um bom jantar de final de semana.

Você está comendo o bastante?

Muitos novatos na Dieta Paleo assumem que comer menos é melhor do que planejar suas refeições. Bem, esse tipo de crença somente irá privar seu corpo de calorias e nutrientes necessários ao funcionamento ideal.

Lembre-se que comer menos apenas coloca mais estresse em seu sistema fisiológico. Por outro lado, diminuir a ingestão de calorias também diminui sua taxa de metabolismo e isso pode resultar em uma perda de peso mais lenta, ou até pior, você pode engordar.

Então, não importa a dieta que você escolher para perder peso, você sempre deve planejar suas refeições ao invés de morrer de fome. Quando se trata de perder peso com sucesso, comer menos é igualmente problemático a comer muito. A razão pela qual a Dieta Paleo é tão especial é que ela sacia mais do que as outras dietas que você encontra por aí. Na verdade, a Dieta Paleo te ajuda a comer menos e você não sentirá fome. O que é melhor ainda é que você não precisará ficar contando calorias.

Não faça sozinho

Talvez a parte mais difícil na batalha por perder peso é tentar fazer tudo sozinho. Se você já tentou outros planos para perder peso você sabe que fazer mudanças no estilo de vida sem um suporte emocional e social, não somente é difícil, mas frequentemente insustentável. Quando você tem amigos próximos e sua família para te encorajar, você pode aumentar incrivelmente suas chances de sucesso em qualquer mudança de estilo de vida, incluindo a mudança para a Dieta Paleo. Sim, você pode compartilhar receitas, exercícios físicos e encorajar sua família e amigos a te acompanhar nessa jornada para uma saúde melhor.

A Dieta Paleo não é um reparo temporário!

Perda de peso bem-sucedida, como você pode imaginar, não se trata de contar calorias ou tentar ganhar pequenos pedaços de indulgencia depois de uma hora de suor na academia. Você nunca deve tentar matar seu corpo de fome ou ignorar suas necessidades nutricionais e metabólicas.

O bom da Dieta Paleo é que ela reduz as calorias ingeridas sem mesmo ter que pensar sobre isso. Por exemplo, quando você substitui uma pilha de biscoitos por uma pilha de brócolis, não só você está comendo mais saudável, mas também está reduzindo drasticamente a quantidade de calorias. A mesma coisa vale para substituir produtos açucarados por comida de verdade, que são outras mudanças positivas feitas por pessoas que aderem à Dieta Paleo.

Capítulo 6: Trinta Deliciosas Receitas da Dieta Paleo

Ideias de café da manhã

1. Ovos mexidos com cogumelos

Ingredientes:
- **3 Ovos**
- 2 colheres de sopa de cebolinha bem picada
- 1 xícara de cogumelos picados
- 1 colher de sopa de azeite de oliva – preferencialmente extra virgem
- 1 colher de sopa pinhão
- Sal e pimenta a gosto

Modo de Preparo:
- coloque o azeite de oliva na panela em fogo médio e frite a cebolinha até elas ficarem douradas. Quando tiver terminado tire a panela do fogo.
- bata os ovos numa tigela pequena e frite-os, mexa constantemente.
- quando os ovos estiverem quase cozidos acrescente a cebolinha e continue cozinhando por mais alguns minutos.
- acrescentesal e pimenta a gostoe os cogumelos antes de servir.

2. Omelete de bacon e cogumelos

Ingredientes:
- **3 ovos**
- 3 rodelas de baconfatiadas
- ¾ xícaracogumelos, picados
- Sal e pimenta a gosto
- 1colher de sopaazeite de olivapreferencialmenteextra virgem

Modo de Preparo:
- coloqueo azeite de oliva e o bacon numa panela em gogo médio e frite até começarem a ficar dourados.
- acrescenteos cogumelos e cozinhe por alguns minutos. Mexa sempre.
- bata os ovos numa tigela, acrescente o bacon e oscogumelos. Despeje a mistura de ovos numa frigideira em gogo médio. Cubra a frigideira com papel manteiga.
- quando estiver a parte de baixo estiver cozida, vire e cozinha por mais 2 ou 3 minutos.
- quando os dois lados estiverem dourados retire a frigideira do fogo.
- sirva quente.

3. Sanduíche de Bacon eAbacate

Ingredientes:
- 250g de Bacon
- 2 CogumelosPortobello
- 2 fatias grossas de Abacate
- Alface (ou qualquer outra folha de seu gosto)

Modo de Preparo:
- Corte o bacon em pedaços pequenos e cozinhe em fogo médio como você gostar. Transfira o bacon para um prato e deixe escorrer a gordura por 4 ou 5 minutos. (Você precisa tirar a gordura do bacon o máximo possível).
- agoracoloquea panela no fogo de novo e cozinhe os cogumelos por 3 ou 4 minutos. Lembre-se de fatiar os cogumelos de um jeito que eles fiquem achatados.
- enrole os cogumelos, as fatias de abacate e o bacon em uma folha de alface.
- aproveite seusanduíche saudável.

4. Panquecas Paleo

Ingredientes
- 2 ½ xícaras de farinha integral

- ½ xícara de farelo de trigo ou de aveia
- 1 xícara de leite em pó desnatado
- 5 colheres de sopa clara de ovo em pó
- 1 xícara buttermilk powder
- 1 ½ colher de sopa fermento em pó
- ¼ xícara açúcar
- 2 colheres de chá bicarbonato de sódio
- 1 colher de chá de sal
- 1 xícara farinha de linhaça

Modo de Preparo

- misture os ingredientes secos numa tigela grande.
- agora acrescente a farinha de linhaça, o leite em pó e o farelo e deixe a mistura de lado.
- meça 1.5 xícaras de leite desnatado, ¼ xícara de óleo de canola e 1 colher de chá de extrato de baunilha. Acrescente 2 xícaras da mistura seca de panqueca. O resto coloque na geladeira. Sim, você pode guardar o resto da mistura num pote hermético até por 30 dias.

- misture os ingredientes secos e o leite até formar uma massa macia. Deixe descansando por 5 minutos.
- agora pegue ¼ xícara da massae cozinhe numa frigideira. Quando as pontas estiverem secas e bolhas começarem a formar, vire a panqueca e cozinhe o outro lado. Quando os dois lados estiverem dourados, retire do fogo.
- sirva imediatamente.

5. Bagel de carne

Ingredientes:
- 1 ½ cebola roxa, finamentefatiados
- 1 colher de sopa de manteiga
- 900 g de carne de porco moída
- 2 ovos grandes
- 2/3 xícaras de molho de tomate
- 1 colher de chá de páprica
- 1 colher de cháde sal
- ½ colher de cháde pimenta

Modo de Preparo:
- Pré-aqueça o forno a 200° C enquanto você prepara sua assadeira.
- refogue a cebola com uma pequena quantidade de manteiga ghee ou manteiga comum. Cozinhe até elas ficarem

translúcidas. Deixe-as esfriar antes de acrescentar a carne moída de porco.
- misture todos os ingredientes incluindo a cebola e a carne e divida a mistura em 6 porções iguais.
- faça bolas com as porções. Achate o centro das bolas e vá afinando até parecer com o formato de bagels.
- coloque os bagels na assadeira e coloque no forno.
- asse por aproximadamente 40 minutos ou até a carne estar totalmente cozida.
- sirva com fatias de tomateecebolas picadas.

6. Cinnamon Rolls(bolinhos de canela)

Lembre-se que esta receita somente deve ser usada para indulgencias ocasionais.

Para a massa
- 2 colheres de sopa de óleo de coco derretido
- **1 ovo**
- 1 colher de sopa de mel
- 1 colher de chá de extrato de baunilha
- 1 ½ xícaras de farinha de amêndoas

- 1 colher de sopa de farinha de coco
- 1 colher de chá debicarbonato de sódio
- uma pitada desalorgânico

Para o recheio
- 1 colher de sopa de cebola orgânica
- ¼ xícara de tâmaras picadas
- ¼ xícara de nozes orgânicas picados
- mel para regar

Para a calda (opcional)
- 2 colheres de sopa de mel
- 2 colheres de sopa de creme de coco
- uma pitada de canela

Modo de Preparo:
- misture o óleo de coco, ovos, mel e o extrato de baunilha numa tigela grande.
- agoraacrescente a farinha de amêndoa, a de coco, bicarbonato de sódio, esal à mistura. Misture tudo muito bem.
- transfira a massa para uma folha de papel manteiga e cubra com outra folha e enrole até formar um retângulo longo.

- remova a folha de cima e salpique as nozes, o mel e as tâmaras e coloque a massa em uma travessa.
- coloque a travessa com a massa no freezer por 15 a 20 minutos ao até que fique dura.
- fatie a massa e coloque na assadeira.
- asse em forno pré-aquecido a aproximadamente 180°C por 10 a 12 minutos ou até que fiquem dourados.
- retire os bolinhos de canela do forno e regue a calda.
- sirva quente. Esta receita rende entre 9 e 10 bolinhos.

Ideias para Almoço

7. Wraps de Atum e Abacate

Ingredientes:

Wraps de alface são o almoço perfeito. Na verdade, eles são a melhor opção quando você tem que fazer algo rápido. Para esta receita você vai precisar:
- 1 lata de atum
- ½ Abacate
- 2 colheres de sopa de maionese Paleo

- ¼ xícara azeitonas verdes
- 2 colheres de sopade pimentões verdes fatiados
- 1 molho de cebolinha picada
- 2 folhas grandes de Alface ou qualquer outra folha

Modo de Preparo:
- pique a cebolinha e as azeitonas.
- amasse o abacate e misture com a maionese até formar uma pasta.
- junte a cebolinha, azeitona e o atum à pasta de abacate e maionese.
- coloque uma colher da mistura na folha de alface.
- enrole a folha formando um wrap e aproveite seu almoço.

8. Sopa de Couve-flor Paleo

Uma tigela de sopa no almoço fará você se sentir melhor especialmente se você estiver tendo um mau dia no trabalho. O leite de coco adicionado a esta receita faz com que esta sopa fique com gosto de feita pela sua avó. Para fazer essa sopa deliciosa e quente você vai precisar de:

Ingredientes:

- 2 colheres de sopade azeite de oliva extra virgem
- 1 cebola roxa, picada
- 1 cabeça grande de couve flor picada
- 3 xícaras de caldo de galinha com baixo teor de sódio
- ½ colher de chá corieer powder
- 1½ colher de cháde cominho em pó
- ½ colher de chá de açafrão em pó
- 1 xícara de leite de coco
- ¼ xícara de castanha de caju
- 2 colheres de sopa de salsinha fresca
- Sal e pimenta a gosto

Modo de Preparo:
- Pré-aqueça o forno a 190° C e prepare a assadeira. Espalhe a cebola e a couve flor na assadeira e regue azeite de oliva, sal e pimenta a gosto e asse por aproximadamente 15 minutos.
- coloqueos legumes assados em uma tigela grande e acrescente o caldo de galinha. Tempere com sal e os demais temperos. Ferva a sopa por aproximadamente 5 minutos.

- retire a panela do fogo e bata com um mixer até que fique homogênea. (Lembre-se de usar o mixer com cuidado, pois a sopa estará muito quente).
- misture o leite de coco e verifique o tempero.
- sirva com as castanhas de caju tostadas e salsinha fresca.
- esta receita rende de 3 a 4 porções.

9. Salmão assado com limão e endro

Esse prato de salmão assado tem um sabor sutil graças ao limão e ao endro. Você pode acrescentar essa receita da Dieta Paleo ao seu plano de refeições se você quiser estocar ácidos graxos saudáveis ômega 3.

Ingredientes:
- 2 filés de salmão – aprox. 200g. cada
- 2 abobrinhas italianas – fatias finas verticais
- ¼ cebola roxa fatiada
- 1 colher de chá de endro, frescos epicados
- 2 fatias de limão

- 1 colher de sopa de suco de limão – preferencialmente espremido na hora
- Azeite de oliva extra virgem
- Salepimenta a gosto

Modo de Preparo:
- Pré-aqueça o forno a 180°C.
- coloque 2 folhas grandes de papel manteiga na bancada e de um lado coloqueas cebolas picadas, as fatias de abobrinha, endroe as fatias de limão. Regue comazeite de olivaeacrescenteSal e pimenta a gosto. Coloqueum filé de salmão em cima dos legumes e regue com suco de limão. Tempere com sal e pimenta e coloque a segunda folha de papel por cima.
- agora repita os mesmos passos para o segundo filé de salmão.
- feche os lados do papel manteiga no formato de uma meia lua para que tudo fique dentro do papel.
- coloqueas duas meia luas de papel em uma assadeira e asse por 15 a 20 minutos.

10. Sanduíches de Almôndegas

Esses sanduíches são o complemento perfeito ao seu plano de refeições de almoço da Dieta Paleo. Você vai precisar de:

Ingredientes:

Para as almôndegas:
- ½ cebola roxa finamentepicadas
- ½ tomate picado
- 4 cabeças de alho espremidas
- **1 ovo**
- 2 colheres de sopa de leite de coco
- 2 colheres de chá de sal marinho
- ½ colher de chá de pimenta preta
- ½ colher de chá de páprica
- 450g de carne moída– use a versão orgânica

Para o molho:
- 1 cebola roxa média, picada
- 1 tomate médio picado
- 3 cabeças de alho espremidas
- 250g de leite de coco (1 vidro)
- 4 abobrinhas italianas grandes (serão usadas como pão)
- **1 limão**
- 1 colher de cháde curry em pó

- 1 colher de chá de sal marinho
- Salsinha fresca

Modo de Preparo:
- Pré aqueça o forno a 180°C e prepare 2 assadeiras.
- para as almôndegas, bata os ovos e misture com a cebola, tomate, alho, pimenta, sal e leite de coco. Acrescente a carne moída e modele no formato de bolas pequenas.
- coloque as almôndegas nas assadeiras e coloque no forno. Asse por 20 minutos ou até que estejam bem assadas.
- Parta as abobrinhas ao meio e com uma colher tire o "recheio" de cada lado. Os "túneis" devem ser profundos o bastante para você preencher com as almôndegas e o molho.
- Coloque o "recheio" das abobrinhas junto ao molho e misture bem.
- despeje o molho dentro das abobrinhas e coloque-as no forno na mesma temperatura usada para as almôndegas. Lembre-se de assar as abobrinhas somente até as almôndegas estarem cozidas.

- coloque as almôndegas dentro das abobrinhas assadas e salpique salsinha. Você pode comer os sanduíches abertos ou colocar a segunda fatia de abobrinha em cima da outra.

11. Thai Curry

Se você estiver procurando por uma opção de almoço vegetariano picante, essa é a receita que você precisa experimentar. A cozinha tailandesa tem muitos sabores ousados e nesse prato reconfortante a abóbora bolota ganha notas de especiarias quando cozida em leite de coco.

Ingredientes:
- 1 colher de sopade óleo de coco
- 1 cebolas médias fatiadas
- 1 colher de cháde sal
- 1 pimentão verde picado
- 4 cabeças de alho picadas
- 2,5cm de gengibre sem casca e fatiado
- 3 colheres de sopa de pasta de curry Tailandês
- 420mlde leite de coco
- 1 abóbora bolota grande sem casca, sem semente cortada em cubos pequenos

- 2 colheres de cháde suco de lima
- ¼ xícara coentro, picados

Modo de Preparo:
- derreta uma colher de sopade óleo de coco em uma frigideira grande em fogo médio.
- acrescentea cebola fatiadae cozinhe por 5 a 6 minutos
- acrescente os pimentões, alho, gengibre e sale misture bem.
- despeje a pasta de curry e depois o leite de coco.
- junte a abóbora e cozinhe por 15 a 20 minutos ou até a abóbora ficar macia.
- retire a panela do fogo e ajuste os temperos se necessário.
- acrescente o suco de lima.

12. Burritos Paleo

Quando seu desejo por burrito estiver muito grande você pode seguir essa receita que é bem melhor do que a receita de 800 calorias que você costuma encontrar. Isso mesmo. Veja como você pode aproveitar todos os sabores de um burrito na Dieta Paleo.

A semente de linhaça usada nessa receita ajuda a dar liga aos ovos e ao mesmo tempo acrescenta muitas fibras e ômega 3 ao prato. Para que a tortilha não grude use uma espátula nas beiradas e no fundo.

Aqui outro lembrete. Esta receita requere um pouco de paciência, então se você não tiver tempo é melhor não fazer, pois se você não cozinhar direito ele irá se desfazer.

Ingredientes:

Para as tortilhas

- **2 ovos**
- 2 claras de ovos
- ½ xícara de água
- 4 colheres de cháde farinha de linhaça
- Sal a gosto

Para o recheio:

- 1 Abacate, fatiado
- ¼ xícarade pimentão vermelho fatiado
- ¼ xícara de cebola fatiada
- ¼ xícarade tilapia assada ou outra proteína de sua escolha
- folhas de espinafre

- 1 colher de chá de óleo de coco

Modo de Preparo:

- misture os ingredientes da tortilha numa tigela e pré-aqueça o forno (para gratinar).
- aqueça uma frigideira antiaderente com óleo de coco em fogo médio. Despeje metade da mistura de tortilha, use uma espátula para distribuir a massa por toda a frigideira. Cozinhe por alguns minutos até que a massa fique dourada no fundo.
- coloquea frigideira no gratinador do forno por mais ou menos 3 minutos e quando a tortilha começar a ficar com pequenas bolhas retire do forno
- repita os mesmos passos para a outra metade da massa. Quando as duas estiverem prontas, pré-aqueça o forno a 200°C.
- em uma panela diferente aqueça óleo de coco a fogo médio e acrescente as cebolas, pimentões e refogue por 6 a 8 minutos.
- agoraacrescente o espinafre ao refogado e cozinhe até o espinafre

murchar.   ·   coloque o recheio no meio da tortilha e enrole bem firme.

·   asse as tortilhas por aproximadamente 5 minutos.

·   sirva quente.

Ideias para Jantar e Lanches

13. Couve de Bruxelas assadas

Couve de Bruxelas é provavelmente um dos vegetais mais temidos por crianças. Além disso, alguns adultos também não gostam de comer esses vegetais. Infelizmente, couve de Bruxelas é um dos vegetais mais nutritivos e excitantes, mas a maioria das pessoas não consegue cozinha-las corretamente.

Lembre-se uma porção de couve de Bruxelas oferece quase 100% da quantidade de vitamina C, K, fibras e proteína recomendada por dia.

Ingredientes:

·   250g de couve de Bruxelas cortadas ao meio

·   1 colher de sopade azeite de oliva

·   3 colheres de sopa de vinagre balsâmico

·   1 colher de sopa de mel

- 1 colher de chá de alho em pó
- 1 colher de chá de pimentacaiana
- Sal e pimenta a gosto

Modo de Preparo:

- Pré-aqueça o forno a 230°C e prepare a assadeira.
- coloquea couve de Bruxelas numa tigela grande e regue com azeite de oliva e mel, azeite balsâmico e os outros temperos. Mexa bem.
- asse por aproximadamente 20 minutos.
- salpique sal e aproveite.

14. Paleo Nachos

Nachos são mais do que meros lanches e esses Nachos Paleo podem satisfazer até o apetite dos mais ávidos. Porque essa receita usa batata doce você pode preparar esses nachos como uma regalia ou um jantar de final de semana delicioso.

Ingredientes:

- 2 tomates médios, fatiados (sem semente)
- 2 colheres de sopa de coentro frescopicados
- 1-2 colher de sopa de suco de limão

- 2 xícaras de guacamole
- 2 colheres de sopade cebolinha picadas

Para os chips de batata doce
- 3 batatas doces grandes
- 3 colheres de sopa de óleo de coco derretido
- 1 colher de cháde sal

Para a carne
- 450g de carne moída
- 2 cabeças de alho
- 1 colher de chá de páprica defumada
- 1 cebola média fatiada
- 1 colher de sopa de óleo de coco
- 1 pimenta verde fatiada
- ½ colher de chá de cominho
- 1 colher de sopa de extrato de tomate
- 1 lata de tomate fatiado
- 1 colher de cháde sal
- ½ colher de chá depimenta

Modo de Preparo
- descasque e fatie (bem finas como se fossem chips) as batatas doces. Coloque as fatias de batata doce numa assadeira e

pré-aqueça o forno a 180°C por aproximadamente 10 minutos.
· enquanto as batatas estão assando, prepare a mistura de carne.
· derreta o óleo de coco em uma frigideira grande e refogue as cebolas e a pimenta verde por aproximadamente 3 a 4 minutos.t
· quando as cebolas estiverem macias, acrescente a carne moídae continue a cozinhar por mais 4 ou 5 minutos.
· acrescenteos tomates fatiados, o extrato de tomate, o alhoe o restante dos temperos. Misture bem e cozinhe em fogo médio por 20 a 25 minutos.
· acrescente os tomatespicados, o suco de limãoecoentro e ajuste o tempero se necessário.
· coloque os chips de batata doce em um prato, jogue a mistura de carne por cima e o guacamole e a cebolinha.

15. Lombo e brócolis fritos

Essa receita parece complicada, mas você vai gastar a maior parte do tempo na preparação dos ingredientes ao invés de cozinhando de verdade. Definitivamente vale tentar e você vai adorar como ela é simples.

Ingredientes:
- 1.5 kg.De lombo fatiado
- 4 colheres de sopa de vinagre de vinho tinto
- 3 colheres de sopa de caldo de galinha
- 4 cabeças de alho
- 1 colher de cháarrowroot flour
- 1 colher de chá de mel
- 1 colher de sopa gengibre
- ½ colher de chá de óleo de gergelim
- 1 cabeça de brócolis
- 4 cenouras cortadas na diagonal
- 3 colheres de sopa de óleo de coco

Modo de Preparo:
- coloqueo lombo numa tigela, acrescente o vinagre e misture bem.
- misture 3 colheres de sopa de vinagre com o caldo de galinha, acrescente alho, gengibre, farinha de inhame, mel e óleo de gergelim.
- derreta 2 colheres de sopa de óleo de coco e acrescente o lombo. Lembre-se

que a panela deve estar quente. Cozinhe por 2 a 3 minutos ou até as fatias de lombo estarem douradas.

- acrescenteo resto do óleo de coco e adicione o brócolis e as cenouras. Cozinhe os legumes por mais 3 minutos e acrescente uma colher de sopa de água.
- acrescente o molho de alho preparado anteriormente, cubra a panela e após 3 ou 4 minutos confira se tudo está cozido. Sirva imediatamente.

16. Frango com Vinagre Balsâmico e Tomates Assados

Ingredientes:
- 2 coxas de frango
- 1 xícarade cogumelos, picados
- ½ cebola média, picada
- 3 colheres de sopa de vinagre balsâmico
- 1-2 colher de sopade azeite de oliva extra virgem
- Salepimenta, a gosto
- 1 colher de sopa de mel
- Salsinha fresca para enfeitar
- Tomates cereja

Modo de Preparo

- Pré aqueça o forno a 200°C. Enquanto isso coloque os tomates numa assadeira e regue azeite de oliva e mel. Tempere, misture e asse até que os tomates estejam macios.
- Aqueça1 colher de sopa deazeite de olivaerefogue a cebola e oscogumelos até que estejam macios, aproximadamente 10 a 12 minutos.
- tempere as cochas de frango com salepimentaeacrescente o vinagre. Coloque na panela com a cebola e os cogumelos. Cozinhe até o frango estar bem cozido.
- coloqueuma cocha de frango num prato e por cima a cebola e os cogumelos. Acrescente os tomates e a salsinha.

17. Shake Antioxidante de Frutas Vermelhas Silvestres

Ingredientes:
- ½ banana congelada
- ½ xícara de raspberries congeladas
- ½ xícara de blueberries congelados
- ¼ xícara de água gelada
- ½ xícara de leite de coco

- 1 colher de sopa de semente de chia

Modo de Preparo:

Bata todos os ingredientes com um mixer ou no liquidificador.

18. Couve flor com Alho

Ingredientes:
- 1 couve flor grande
- ¼ xícara de leite de amêndoas
- 3 cabeças de alho
- Cebolinha fresca picada
- Sal e pimenta a gosto
- ¼ xícara de leite de amêndoas
- 1 colher de sopa de manteiga ghee

Modo de Preparo:
- Pré aqueça o forno a 200°C. Enquanto isso amasse o alho e regue com azeite. Coloque a mistura numa folha de papel alumínio e asse por 30 minutos.
- cozinhe a couve flor no vapor até que estejam totalmente macias e acrescente o leite de amêndoas, a manteiga ghee, temperos e o alho. Bata tudo até que fique uniforme, salpique a cebolinha e a pimenta.
- sirvaquente.

19. Molho de Tomate
Ingredientes:
- 4 tomates médios sem semente
- ¼ xícara de azeitonas pretas picadas
- ¼ xícara de cebola roxa picada
- ½ xícara de pimentão verde picado
- ½ pimenta jalapenho sem semente picada
- 2 cabeças de alho
- 2 colheres de chá de vinagre balsâmico
- Salepimenta, a gosto
- 1 colher de sopa de óleo de semente de uva
- 1 colher de sopa de coentro fresco picado

Modo de Preparo:
Misture tudo, menos os tomates. Coloque a mistura dentro dos tomates e sirva.

20. Wraps de Frango Picantes
Ingredientes:
- 450g de peito de frango
- 3 pimentas chipotle
- 4 colheres de sopa adobo sauce

- 2 colheres de sopade azeite de oliva extra virgem
- 1/3 xícara de coentro, picados
- Suco de limão
- 2 cebolinhas picadas
- 1 Alface lavado
- ½ pimenta vermelhafatiada
- Sale pimenta

Modo de Preparo:

- tempere o frango com salepimenta. Aqueça oazeite de olivaecozinhe o frango em fogo médio. Retire do fogo quando estiverem cozidos e corte em tiras finas.
- misture o resto dos ingredientes, exceto a cebolinha e a pimenta num processador de alimentos até formar uma pasta.
- refogue a cebolinha e a pimenta e acrescente a pasta, o frango e misture bem.
- coloque uma colher da mistura em uma folha de alface, enrole como num wrap e sirva.

21. Smoothie de Abóbora
Ingredientes:
- 1 banana congelada
- 2 colheres de sopa de purê de abobora
- ½ xícara de leite de amêndoas sem açúcar
- ½ colher de chá de extrato de baunilha
- 1 colher de chá de mel
- ¼ colher de chá de canela
- ¼ colher de chá de cravo da índia
- ¼ colher de chá de noz moscada

Modo de Preparo:
Misture tudo num liquidificador.

22. Beterraba e couve assadas
Ingredientes:
- 6 folhas grandes de couve – retire os cabos
- 3 beterrabas médias picadas
- 1 colher de sopade azeite de oliva extra virgem
- 1 colher de sopa de alho
- 1 colher de chá de alecrim
- Sal e pimenta a gosto

Modo de Preparo:

- tempere a beterraba comsal, pimenta, alecrimeazeite de oliva. Transfira a mistura para uma assadeira e asse por 45 minutos no forno a 200°C.
- Dez minutos antes da beterraba estar assada, rasgue as folhas de couve e refogue em fogo médio. Depois de alguns minutos acrescente o alho.
- jogue a beterraba na panela com a couve e sirva quente.

23. Chips de Couve Fáceis e Rápidos

Ingredientes:
- 1 punhado de couve lavada e picada
- 2 colheres de sopa de azeite de oliva
- Sal a gosto

Modo de Preparo:
Rasgue as folhas de couve em pedaços pequenos e cubra com azeite de oliva. Salpique sal marinho e asse em forno pré-aquecido a 150°C por 12 a 15 minutos ou até que estejam crocantes.

24. Smoothie Verde

Ingredientes:
- 2 folhas grandes de couve

- 2 bananas congeladas
- 1 manga congelada
- 2 colheres de sopa MACA powder
- 2 colheres de sopa hemp hearts
- 3 xícaras de leite de amêndoas sem açúcar

Modo de Preparo:

Acrescente tudo num liquidificador, bata bem. Sirva imediatamente!

25. Frango com Ervas

Ingredientes:
- 12 coxas de frango
- 1 cebola média picada
- 1 colher de sopa de alecrim seco
- 1 colher de chá de tomilho seco
- 1 laranja fatiada
- 1 limão fatiado

Marinada
- 5 colheres de sopade azeite de oliva extra virgem
- 6 cabeças de alho
- 1 colher de sopade mel
- 1 colher de sopa de suco de limão,preferencialmente espremido na hora
- 1 colher de sopa de suco de laranja

- 1 colher de sopa de tempero italiano
- 1 colher de chá de cebola em pó
- Pimenta calabresa, pimentaesal a gosto

Modo de Preparo:

- coloqueas coxas de frango num saco hermético, jogue a marinada e deixe na geladeira por 3 horas.
- Pré-aqueça o forno a 200°C, faça uma camada de cebola, laranja e limão numa assadeira. Coloque o frango por cima e salpique os temperos.
- cubra a assadeira com papel alumínio e asse por 30 minutos.
- remova o papel alumínio e asse por mais 30 minutos.
- sirva.

Bônus – Receitas Crockpot

26. Chili de Frango

Este chili de frango é fácil e delicioso e cai bem com um taco de alface.

Ingredientes:

- 8-10 coxas de frango sem pele e sem osso

- 250g de tomates italianos fatiados e cozidos
- 1 lata de molho de tomate
- 1 cebola média picada
- 1 pimentão vermelho grande picado
- 2 colheres de sopa de pó de chilli

Modo de Preparo:
- Corte as coxas de frango e coloque na panela elétrica.
- acrescente o pó de chili.
- acrescente o resto dos ingredientes e misture bem.
- tampe a panela e programe para cozinhar em temperatura baixo por 7 a 8 horas.
- sirva em wraps de alface e polvilho queijo se desejar.

27. Frango Assado

Se você odeia gastar muito tempo com frango, essa receita é perfeita para você.

Ingredientes:
- um frango inteiro
- 1 cebola grande
- 1 cabeça de alho
- **1 limão**

- 1 colher de sopade páprica
- 2 colheres de chá de sal marinho
- 2 colheres de chá pimenta preta
- 1 colher de chá de tomilho seco
- 2 cenouras grandes

Modo de Preparo:

- misturesal, pimenta, tomilho numa tigela pequena. Coloqueas cenouras no fundo da panela elétrica.
- coloqueo frango na panela e tempere com sal e a mistura de ervas dentro da cavidade
- adicione a cebola, alho e limão dentro da cavidade do frango e junte as pernas do frango para que tudo permaneça lá dentro.
- salpique o resto do sal e a páprica no frango.
- cubra a panela e programe em temperatura alto por horas.

28. Carne Cozida

Este cozido de carne vai aquecer sua família.

Ingredientes:

- 900g de carne de segunda

- 1 colher de sopa de vinagre balsâmico
- 2 xícaras de caldo de carne
- 1 cebola média picada
- 2 salsões picados
- 2 cenouras grandes descascadas e picadas
- 2 a 3 tomates em cubos
- 1 colher de sopa de páprica
- 3 folhas de louro
- ½ colher de cháde sal
- ½ colher de chá de pimentamoída
- 1 colher de cháde orégano, alecrim e manjericão (cada)

Modo de Preparo:
- acrescentea carne e todos os outros ingredientes à panela elétrica.
- tampe e programe em temperatura média por 7 a 8 horas.
- sirvaquente.

29. Repolho e Maçãs

Cozimento lento não é somente para carnes. Esta receita é perfeita para acompanhar suas receitas favoritas de carne da Dieta Paleo.

Ingredientes:

- 2 maçãs verdes, fatiadas
- 1 repolho médio picado
- 1 cebola roxa picada
- Sale pimenta a gosto
- ½ xícara de caldo de galinha
- 1 xícara de suco de maçã
- 3 colheres de sopa de mostarda picante
- óleo de coco para untar a panela

Modo de Preparo:
- unte a panela e acrescenteo repolho, a cebola e a maçã.
- salpiquesalepimentaeacrescente o caldo de galinha, suco de maçã e a mostarda.
- misture bem, tampe e programe em temperatura baixa por 6 a 8 horas ou até que tudo esteja macio.

30. Carne de boi com couve

Essa receita é perfeita para refeições em família.

Ingredientes:
- 400g de carne de boi cortadas em cubos
- 2 cebolas roxas cortadas
- 2 cenouras grandes cortadas

- 6 cabeças de alho
- Sal marinho e pimenta a gosto
- um molho de couve
- Batatas (opcional)
- **água**

Modo de Preparo:

- acrescente a carne, os legumes e os temperos.
- acrescente água até cobrir os ingredientes.
- programe a panela em temperatura baixa por 6 horas.
- quando a carne estiver macia, coloque as folhas de couve por cima e deixe por mais 5 a 7 minutos.
- sirva quente.

Capítulo 7: Evitando Armadilhas – Mantendo sua Dieta Paleo no Caminho Certo

A Dieta Paleo tem seu próprio quinhão de batalhas e aqui estão algumas dicas e truques que podem te ajudar a manter sua dieta no caminho certo e mover a balança a seu favor.

1. Para aproveitar ao máximo sua dieta coma alimentos de verdade e fique longe de ingredientes processados e refinados.
2. Os homens da caverna eram ativos e é importante que você se mova também. Come a se exercitar para acelerar seu metabolismo e perder peso mais rápido.
3. Sempre planeje suas refeições para não se desviar do caminho da Dieta Paleo.
4. Sempre que você for fazer compras, crie o hábito de escolher legumes, lembre-se que eles são cruciais para fazer sua Dieta Paleo funcionar.
5. Nossos antepassados viviam em comunidades muito unidas, então é melhor que você comece sua dieta

acompanhado de sua família ou amigos.
6. Frutas não são seus inimigos e você precisa incluir pelo menos duas porções diárias para ter a quantidade recomendada de antioxidantes e fibras.
7. É perfeitamente natural sentir fome de vez em quando. Se você sempre achar que não há espaço para lanches na Dieta Paleo, você precisa pensar de novo. Não se esqueça de conferir as receitas de Smoothie e lanches para reduzir sua fome.
8. Sempre que possível, compre orgânicos e salve seu organismo de produtos tóxicos e químicos
9. Dormir é importante para seu estado de saúde e bem-estar. Tenha certeza de dormir pelo menos 8 horas por dia.
10. Afaste-se de tecnologia por pelo menos 30 minutos e aproveite o ar fresco
11. Se você estiver se exercitando ao ar livre, aproveite o sol, mas não se esqueça do protetor solar.

Agora que atingimos o final deste pequeno guia, eu espero que você esteja familiarizado com a Dieta Paleo e como ela funciona. Lembre-se, como qualquer outra dieta, você vai precisar ser paciente. Não subestime o poder dos alimentos de verdade quando se trata de manter seu corpo saudável. Ao invés de focar nas dificuldades que você terá ao desistir de alguns tipos de comida, pense em como sua mente e corpo irão se sentir quando você se acostumar com a Dieta Paleo.

Obrigada mais uma vez por baixar esse guia, eu espero que tenha inspirado você. O próximo passo é começar a aplicar algumas das técnicas que este livro oferece, especialmente se você quiser começar a ver alguns resultados.

Parte 2

Sanduíche de abacate e cogumelo Portobello

Serve 2 pessoas
Ingredientes:
450 gramas de bacon em fatias
4 fatias grossas de abacate
Folhas de alface
4 cogumelos Portobello grandes, sem as hastes
Modo de fazer:
Aqueça a frigideira em fogo baixo. Coloque o bacon e frite até ficar crocante ou a seu gosto.
Retire o bacon com uma escumadeira e reserve. Deixe a gordura que sobrar na frigideira.
Coloque os cogumelos na frigideira e frite por alguns minutos.
Retire os cogumelos da frigideira e coloque no prato. Coloque dois cogumelos em folhas de alface. Coloque as fatias de abacate e bacon por cima. Cubra com mais folhas de alface
Sirva imediatamente.

Panquecas com farinha de coco

Serve 4 pessoas

Ingredientes:

1/2 xícara de farinha de coco fina
6 ovos grandes
1/2 xícara de leite de coco
1/2 colher de chá de creme tartar
2 colheres de sopa de mel orgânico
1 colher de chá de extrato de baunilha
1/4 de colher de chá de bicarbonato de sódio
4 colheres de sopa de óleo extra virgem de coco
1/4 de colher de chá de sal marinho
Mel orgânico para regar

Modo de fazer:

Numa vasilha, coloque o óleo de coco e o mel. Misture bem até obter uma mistura cremosa.

Adicione um ovo por vez. Bata bem até que fique com consistência lisa.

Coloque a farinha de coco e misture tudo até que fique homogêneo.

Adicione o bicarbonato, o creme tartar e o sal. Misture. Faça isso delicadamente.

Coloque um pouco de manteiga numa frigideira antiaderente. Coloque cerca de uma colher de sopa da massa (você pode colocar mais massa se quiser panquecas maiores). Asse até a parte de baixo começar a escurecer. Vire. Asse do outro lado.
Repita o processo até terminar a massa.
Sirva com o mel orgânico.

Panquecas de banana com manteiga de amêndoas

Serve 1 pessoa

Ingredientes:

1 banana amassada
2 ovos batidos
1 porção generosa de manteiga de amêndoas
Gotas de chocolate amargo (opcional)
Manteiga em spray

Modo de fazer:

Coloque todos os ingredientes (menos as gotas de chocolate) numa vasilha e misture bem.

Aqueça uma frigideira em fogo médio. Borrife a manteiga em spray. Coloque a massa na frigideira .Faça a panqueca no tamanho desejado. Quando a parte de baixo estiver assada, vire e asse do outro lado.

Jogue as gotas de chocolate sobre as panquecas e sirva.

Ovos mexidos italianos
Serve 2 pessoas
Ingredientes:
4 ovos
1 cebola picada
1/2 abacate descascado e fatiado
3 xícaras de couve picada
1 xícara de tomates-cereja
1/2 colher de chá de alecrim picado
2 colheres de sopa de vinagre balsâmico
1 colher de chá de óleo de coco
Sal a gosto
Pimenta a gosto
Água o quanto baste

Modo de fazer:
Aqueça uma frigideira em fogo médio alto. Coloque o óleo. Quando o óleo esquentar, coloque as cebolas e frite até ficarem claras.
Adicione a couve, água, sal e os tomates
Cubra e deixe no forno por cerca de 3 a 4 minutos. Retire a tampa e amasse levemente os tomates com uma colher.

Quebre os ovos por cima, salpique sal e pimenta e misture tudo. Frite até que esteja a seu gosto.

Coloque o vinagre por cima. Mexa e sirva com as fatias de abacate.

Capítulo 2: Receitas de refeições Paleo
Costelas de porco Cajun com coco

Serve 2 pessoas

Ingredientes

2 costelas de porco
1 cebola pequena, cortada
1/2 xícara de caldo feito com ossos de galinha
1/2 xícara de cogumelos fatiados
1/2 colher de sopa de *tempero Cajun (*receita abaixo*)
1 dente de alho picado
Gordura de bacon, óleo de coco ou ghee, o quanto baste
1/2 xícara de leite de coco
1/2 colher de chá de páprica defumada
Sal marinho a gosto
Pimenta moída fresca a gosto

Tempero Cajun

Modo de fazer:

Misture

2½ colheres de sopa de páprica doce

2 colheres de sopa de sal marinho fino

2 colheres de sopa de **cebola** em pó

2 colheres de sopa de alho em pó

1 colher de sopa de orégano seco

1colher de sopa de alecrim seco

1 colher de sopa de tomilho seco

1 colher de sopa de pimenta caiena em pó

1 colher de sopa de pimenta do reino moída

Modo de fazer

Salpique sal e pimenta sobre as costelas de porco

Esquente a frigideira em fogo médio. Adicione uma colher de sopa da gordura que estiver usando

Coloque as costelas e frite até ficar no ponto. Tire com uma escumadeira e reserve.

Na frigideira, coloque o alho e a cebola e frite até que as cebolas fiquem claras.

Adicione os cogumelos e frite até que fiquem macios.

Adicione o caldo e raspe o fundo da frigideira para remover os pedaços de alimentos que estiverem colados. Deixe ferver.

Adicione o tempero Cajun, sal, pimenta e a páprica e deixe no fogo por mais alguns segundos.

Coloque as costelas de porco e cubra a frigideira com a tampa.

Abaixe o fogo e deixe cozinhar até que a carne fique macia.

Adicione o leite de coco e deixe ferver por alguns minutos.

Sirva

Caçarola de frango e brócolis
Serve 2 pessoas
Ingredientes
30 gr de cogumelos fatiados
2 xícaras de buquês de brócolis cozidos no vapor
1/2 xícara de óleo de coco
1 1/2 xícara de frango cozido desfiado
1 cebola média picada
1 ovo
1 colher de sopa de óleo de coco, fracionada
1/2 xícara de caldo feito com carne de galinha
1/4 colher de chá de noz-moscada em pó
Sal a gosto
Pimenta em pó a gosto
Modo de fazer
Unte uma forma refratária com metade do óleo de coco e reserve.

Esquente uma panela em fogo médio. Coloque o restante do óleo de coco. Quando o óleo estiver quente, adicione as cebolas, sal, pimenta e deixe cozinhar até as cebolas ficarem escuras.

Adicione os cogumelos e frite por cerca de 5 minutos. Retire a frigideira do fogo e adicione o frango e o brócolis. Misture e transfira para a caçarola refratária.

Numa vasilha, bata o caldo de galinha, o leite de coco, o ovo, a noz-moscada e o sal. Jogue sobre a mistura que está na caçarola refratária

Leve a caçarola ao forno pré-aquecido a 180° por cerca de 35 a 30 minutos ou até que, ao mover a caçarola, o centro esteja assado-faça o teste do palito.

Retire do forno. Deixe esfriar por cerca de 10 minutos e sirva.

Pizza de abobrinha com linguiça de frango
Serve 4 a 6 pessoas
Ingredientes
2 abobrinhas cortadas em rodelas não muito finas
1/2 xícara de linguiça de frango, cozida e finamente cortada
1 colher de sopa de azeite de oliva
Sal a gosto
Pimenta em pó a gosto
1/4 xícara de molho marinara (feito com tomates, alho, ervas e cebola)
1/2 xícara de queijo parmesão sem lactose ralado
1 colher de sopa de tempero italiano (mistura de temperos feita com manjericão, orégano, alecrim e tomilho).
Modo de fazer:
Aqueça uma frigideira em fogo médio. Coloque o azeite. Quando o azeite esquentar, disponha as fatias de abobrinha por toda a frigideira. Faça apenas uma camada e deixe fritar até dar

o ponto. Frite do outro lado. Frite as fatias em grupo.

Coloque as abobrinhas numa assadeira untada. Salpique sal e pimenta. Coloque um pouco do molho marinara, as fatias de linguiça, queijo e tempero italiano.

Pré-aqueça o forno e asse por alguns minutos, até que o queijo derreta.

Salada mexicana picante de frango

Serve 6 pessoas

Ingredientes

3 xícaras de peito de frango cozido e desfiado

1/3 de xícara de cebola roxa picada

3/4 de xícara de pimentão verde picado

2 pimentas (de sua preferência) picadas

1/2 colher de chá de cominho em pó

1 1/2 colher de chá de pimenta em pó

1/2 colher de chá de páprica

3 colheres de sopa de suco de limão

3/4 xícaras de maionese Paleo (ou mais, se desejar- *receita abaixo)

Sal marinho a gosto.

Pimenta moída fresca a gosto.

Modo de fazer:

Para a maionese Paleo:

Todos os ingredientes desta receita devem estar à temperatura ambiente.

3 unidades de gema de ovo

½ xícara de azeite de oliva

1 colher de sopa de vinagre ou suco de limão

1 colher de café de sal

1 colher de café de **mostarda**

Utilize o liquidificador para fazer esta receita. Enxágue o copo do liquidificador com água quente, seque, e bata as gemas de ovo por 1-2 minutos em velocidade média-baixa.

Acrescente o vinagre ou suco de limão, o sal e a mostarda e bata por mais 30 segundos. Nesse momento o preparado está pronto para receber o azeite, que deverá ser adicionado **muito lentamente**, num fio bem fino, enquanto bate. Isso é importante para que as gemas consigam absorver o óleo e se transformem em creme.

Dica: *Não tenha pressa a adicionar o óleo, o processo deverá demorar 1-2 minutos.*

Quando tiver obtido um creme consistente, poderá adicionar o azeite mais rapidamente, porém não adicione o restante de uma só vez. Acrescente mais algumas gotas de vinagre ou suco de limão, para firmar.

Consuma a maionese em seguida ou reserve bem fechada em um frasco de vidro.

Para o molho: Junte a maionese, sal, pimenta, suco de limão, cominho, pimenta em pó e páprica numa vasilha e bata bem.

Numa saladeira coloque o frango, o pimentão, cebola e pimenta picada e misture bastante.

Coloque o molho sobre toda a mistura de frango. Experimente e corrija os temperos e a maionese se necessário.

Sirva.

Torta irlandesa
Serve 3 pessoas
Ingredientes
350gr de carne moída
1 cebola pequena picada
1 talo de aipo cortado em cubos
1 cenoura grande picada
450 gramas de batata-doce sem casca, cortadas
1 dente de alho grande picado
2 colheres de sopa de vinho tinto seco (opcional)
1 folha de louro
1 ramo de tomilho fresco
1 colher de sopa de extrato de tomate
1 xícara de caldo de carne em cubo
2 colheres de sopa de ghee ou óleo de coco
2 colheres de sopa de salsinha fresca picada
Sal marinho a gosto
Pimenta fresca moída
Modo de fazer

Coloque as batatas numa panela grande com água. Deixe ferver

Abaixe o fogo e deixe ferver novamente até que as batatas cozinhem. Retire do fogo. Jogue a água e coloque as batatas de volta à panela. Adicione ghee, sal e pimenta e amasse as batatas. Reserve.

Aqueça uma frigideira em fogo médio. Adicione ghee. Quando o ghee derreter, coloque a carne e frite até dar o ponto. Coloque cebola, alho, aipo e cenoura e frite por 3 minutos.

Adicione o restante dos ingredientes, com exceção da salsinha e mexa. Cubra a panela e deixe fritar até que os vegetais estejam macios. Retire o tomilho e o louro.

Coloque toda esta mistura no fundo da assadeira. Por cima, coloque as batatas amassadas. Decore com a salsinha.

Pré-aqueça o forno a 190°C e asse por 25 a 30 minutos.

Sirva

Bolinhos de atum
Servem 4 pessoas
Ingredientes
1 1/2 colheres de sopa de ghee, fracionada
150 gramas de atum em conserva
1/4 de xícara de cebolinha finamente cortada
1 colher de sopa de coentro picado
3/4 de xícara de batata-doce sem pele, amassada
Raspas de limão
1/2 colher de sopa de pimenta picada
1 ovo grande
1/4 de colher de chá de flocos de pimenta vermelha
Sal kasher a gosto
Pimenta-do-reino fresca moída
2 limões cortados em fatias (opcional)
Modo de fazer:
Misture numa vasilha o atum, a cebolinha, coentro e a batata doce.
Adicione as raspas de limão, metade da ghee, o ovo, os flocos de pimenta, o sal e a pimenta. Misture bem.

Unte formas de muffin com a ghee restante. Preencha as formas com 4 colheres da mistura. Nivele a parte de cima com uma colher

Pré-aqueça o forno a 180° e asse por cerca de 20-25 minutos ou faça o teste do palito. Deixe esfriar sobre a grelha do fogão. Separe as bordas com uma faca e coloque os bolinhos num prato. Sirva com as fatias de limão

Para que fiquem mais crocantes, frite os bolinhos no ghee. Sirva com o patê ou molho de sua preferência

Costeletas de cordeiro grelhadas e alcachofras

Serve 5 pessoas

Ingredientes

5 costeletas de cordeiro
5 dentes de alho
5 talos frescos de alecrim
5 colheres de sopa de azeite de oliva
Sal cinza a gosto
Para as alcachofras
4 alcachofras, sem as partes duras, cortadas em fatias não muito finas.
Sal cinza a gosto

Modo de fazer:

Para as costelas: Bata no liquidificador o alho, o alecrim, sal e azeite até ficar homogêneo.

Coloque as costelas numa vasilha. Espalhe essa mistura nas costelas. Cubra e deixe descansar por cerca de meia hora.

Aqueça uma frigideira de ferro em fogo médio. Quando a panela estiver aquecida, coloque as costelas e frite ambos os lados.

Retire as costelas e reserve. Deixe o caldo e o azeite na frigideira

Para as alcachofras: Coloque água numa panela grande. Adicione sal. Coloque as alcachofras e cozinhe até que fiquem macias. Retire da água e reserve.

Leve a frigideira novamente ao fogo. Coloque as alcachofras cozidas. Aqueça ligeiramente

Sirva as costelas com as alcachofras por cima.

Carne com champignons
Serve 4 pessoas
Ingredientes

225 gr de fraldinha ou contrafilé cortados em fatias finas
2 dentes de alho picados
125 gr de champignons fatiados
60 gr de cogumelos shitake, cortados ao meio
2 xícaras de brócolis rapini ou couve picados (descarte as hastes duras e as arestas)
1 colher de sopa de óleo de coco
Para a marinada:

1/2 xícara de caldo de carne
1 1/2 colher de sopa de vinagre de arroz
1 pedaço pequeno de gengibre picado
1 dente de alho picado
Sal marinho a gosto.
Pimenta em pó a gosto.
Modo de fazer:
Para a marinada: Misture todos os ingredientes da marinada numa vasilha

grande. Coloque a carne. Misture bem com a marinada e deixe na geladeira por pelo menos uma hora.

Para a fritura: Aqueça uma frigideira em fogo médio. Coloque óleo de coco Quando o óleo estiver aquecido, coloque a carne com o auxílio de uma escumadeira. Guarde a marinada. Adicione o alho.

Frite por cerca de 4 minutos. Retire e reserve.

Na mesma frigideira, adicione cogumelos, couve e o restante da marinada. Cozinhe por 5 minutos. Adicione a carne. Misture bem.

Retire do fogo e sirva imediatamente.

Salada de salmão com bacon e couve
Serve 6 pessoas
Ingredientes
560 gr de filés de salmão sem pele
2 talos de couve, rasgados e sem as hastes e partes duras
8 fatias de bacon fritas e trituradas
1 xícara de amêndoas laminadas
1 cebola roxa média finamente cortada
4 colheres de sopa de suco de limão
1/2 xícara de azeite de oliva
Sal a gosto
Pimenta em pó a gosto
Modo de fazer:
Salpique sal e pimenta sobre o salmão. Pré-aqueça o forno a 220°C e coloque os filés numa assadeira

Asse por cerca de 15-18 minutos ou até que os filés estejam tenros ao ser manuseados com um garfo. Tire do forno e reserve.

Quando esfriar, desfie o salmão e coloque numa travessa grande. Adicione couve, bacon, cebola e amêndoas. Misture bem.

Numa vasilha pequena, misture o azeite e o suco de limão. Jogue sobre a salada, misture bem e sirva.

Capítulo 3: Receitas de sobremesas Paleo
Pudim de chocolate

Serve 8 pessoas

Ingredientes:

3 xícaras de água de coco
2 abacates maduros, grandes, descascados, picados.
2 colheres de sopa de maca peruana (opcional)
3 xícaras e 1/2 de leite de coco
2 colheres de sopa de cacau em pó
Gotas de stevia ou açúcar de coco
Nibs de cacau a gosto

Modo de fazer:

Bata no liquidificar todos os ingredientes (menos os nibs de cacau) até ficar cremoso.

Distribua em oito tacinhas

Leve à geladeira e decore com os nibs de cacau.

Pudim de frutas
Serve 5 pessoas
Ingredientes:
750 gramas de frutas congeladas de sua escolha (morangos, mirtilos etc.).
4 xícaras de suco de laranja natural
10 colheres de sopa de goma de tapioca
Folhas de hortelã (opcional)
Modo de fazer:
Aqueça uma frigideira em fogo médio. Coloque as frutas e o suco de laranja
Deixe ferver. Diminua o fogo e deixe ferver por cerca de 12 a 15 minutos.
Após o cozimento, separe as frutas cozidas de sua calda. Coloque na geladeira a calda do cozimento das frutas.
Coloque as frutas coadas numa frigideira. Aqueça a frigideira em fogo baixo. Deixe ferver
Enquanto isso, misture numa vasilha a goma de tapioca, um pouco de água e um pouco da calda de frutas. Misture bem.
Adicione esta mistura à frigideira mexendo sempre, até que engrosse.

Deixe esfriar um pouco e coloque em tacinhas. Deixe gelar por algumas horas
Ao servir, adicione um pouco das frutas cozidas que estavam na geladeira.

Salada de frutas cítricas com romã
Serve 6 pessoas
Ingredientes:
3 laranjas vermelhas, descascadas, sem pele nem sementes, cortadas em gomos.
3 laranjas descascadas, sem pele nem sementes, cortadas em gomos
3 toranjas, descascadas, sem pele nem sementes, cortadas em gomos
3 colheres de sopa de mel orgânico (opcional)
1 xícara de sementes de romã
2 colheres de sopa de menta fresca picada
4 colheres de sopa de suco de limão
Modo de fazer:
Corte as laranjas em pedaços. Coloque numa vasilha grande
Adicione a romã, o suco de limão, o mel e misture bem. Coloque a menta picada.
Deixe na geladeira por algumas horas.
Sirva

Banana frita com mel

Serve 2 pessoas

Ingredientes

2 bananas fatiadas
2 colheres de sopa de mel
1/2 colher de chá de canela em pó
1/4 de xícara de óleo de coco
1/2 xícara de água quente

Modo de fazer:

Aqueça uma frigideira em fogo médio. Coloque o óleo de coco Quando o óleo esquentar, adicione as fatias de banana

Frite por alguns minutos. Vire as bananas e frite mais um pouco. Retire e coloque em uma travessa.

Enquanto isso, misture a água e o mel. Reserve.

Despeje essa mistura sobre as bananas. Salpique canela e sirva.

Pudim de chia com cereja
Serve 10 pessoas
Ingredientes:
12 tâmaras sem caroço e cortadas em quatro
2 colheres de sopa de extrato de baunilha
1 xícara de sementes de chia
800 ml de leite de coco
300gr de cerejas descongeladas
Modo de fazer:
No liquidificador, bata as tâmaras e o leite de coco até formar uma mistura cremosa.
Adicione as cerejas com seu suco e bata em velocidade menor, até incorporar. As cerejas não podem estar muito trituradas
Adicione as sementes de chia e misture com uma colher ou espátula. Não é necessário utilizar o liquidificador.
Coloque em taças para servir e coloque para gelar por algumas horas até que endureça
Dura por até 3 dias na geladeira

Bolinhas de chocolate e avelã
Serve 10 pessoas
Ingredientes:
20 avelãs inteiras, torradas
2 xícaras de avelãs torradas e picadas em pedaços pequenos
4 colheres de sopa de cacau em pó orgânico
1/2 xícara de xarope de bordo ou mel orgânico
2 colheres de chá de extrato de baunilha
Modo de fazer:
Coloque uma xícara das avelãs picadas num processador e processe até que vire uma farinha.

Adicione o cacau, o xarope de bordo ou mel, o extrato de baunilha e continue a pulsar. Transfira para uma vasilha e reserve.

Coloque a outra parte das avelãs picadas num prato.

Primeiro, mergulhe as avelãs inteiras no creme de cacau. A seguir, passe-as nas

avelãs picadas e depois coloque em uma assadeira forrada com papel manteiga.
Deixa no freezer por cerca de 20 minutos.
Retire e deixe descongelar por 5 minutos
Sirva.

Cheesecake de limão e abacate

Serve 6 pessoas

Ingredientes:

Para a base

1/2 xícara de amêndoas, demolhadas em água por 8 horas, já secas

1/2 xícara de nozes pecãs, demolhadas em água por 2 horas, já secas

2 colheres de sopa de ghee ou manteiga ou óleo de coco

5 tâmaras sem caroço

1/8 de colher de chá de sal marinho

Para o recheio:

2 ou 3 abacates maduros e cortados.

1/2 colher de sopa de raspas de limão galego

2 colheres de sopa de suco de limão galego

1/4 de xícara de mel orgânico

1/4 de xícara de óleo de coco

1/8 de colher de chá de sal marinho

1/2 colher de chá de extrato de baunilha

Modo de fazer:

Para a massa: Coloque todos os ingredientes no processador e pulse até se tornar uma farofa. A mistura deve estar pegajosa ao pegar. Transfira para uma assadeira.

Deixe na geladeira para endurecer.

Enquanto isso, faça o recheio do cheesecake: Coloque num processador todos os ingredientes para o recheio e processe até ficar cremoso.

Jogue por cima da massa. Coloque a assadeira de volta à geladeira. Deixe gelar por cerca de uma hora ou até o recheio endurecer.

Corte e sirva

Considerações finais

Gostaria de agradecer novamente por ter adquirido este livro.

A dieta Paleo é eficiente na perda de peso e melhora sua saúde de forma geral. Basta seguir apenas dois pontos principais desta dieta para conseguir o que deseja: evite todos os tipos de comida processada e prefira alimentos integrais e naturais. Você verá os bons resultados dentro de algumas semanas seguindo esta dieta. Fazendo as receitas deste livro, você irá preparar pratos saborosos e nutritivos. E a dieta Paleo é bastante simples de seguir. Ao começar a adotar a dieta, você terá ideia de quais alimentos são bons ou não para você. Siga seus instintos e verá que esta é a dieta é a mais eficiente que já viu.

Espero que este livro ajude você a preparar receitas saudáveis e deliciosas.

Muito obrigada e boa sorte!

www.ingramcontent.com/pod-product-compliance
Lightning Source LLC
Chambersburg PA
CBHW071857070526
44583CB00016B/1731